# 100 MANDAMIENTOS
## PARA EL ÉXITO EN FISIOTERAPIA

by Fisioterapia.Deportiva

Consejos invaluables que te convertirán en un mejor fisioterapeuta.

Luis Meza García

# Sobre mi

## Lcdo. Luis Meza García
### Fisioterapeuta

Estudié la licenciatura de fisioterapia en la universidad Arturo Michelena en Valencia, Venezuela (2014) donde siempre orienté mi aprendizaje hacia el área deportiva, incluso antes de culminar el pregrado universitario. Desde muy joven tuve diferentes experiencias en la atención de atletas profesionales-amateur lo cual me llevó a prepararme en base a la prescripción de ejercicio físico y a su manejo en las lesiones músculoesqueléticas; sin embargo, en mi preparación académica, comprendí que el área deportiva se regía por el conocimiento en otras cátedras, así que profundicé en temas como neurodesarrollo y aplicaciones para la optimización del desarrollo atlético y salud en jóvenes. Por supuesto, no valdría la pena mencionar algunas formaciones de las cuales siempre he acogido solo las cosas positivas para no ser participe ni fanático público de alguna de ellas. Al contrario, pienso que nuestra etiqueta más grande debe ser aquella que por amplio alcánce nos describa como profesionales preparados durante varios años. Por lo tanto, he considerado como posición correcta delante de miles de fisioterapeutas con estudios, conocimientos, opiniones y personalidades diferentes, la interacción neutra basada fundamentalmente en mis principios éticos establecidos por la ley de mi titulación oficial, pero sobre todo aquellos que de mi mismo establezca como relenavantes para ser un gran Licenciado en fisioterapia.

# Prólogo

En la fisioterapia, el éxito no solo se mide por los logros profesionales y los resultados clínicos, sino también por la integridad ética y el compromiso con el cuidado de los pacientes Por ello, ser un buen fisioterapeuta implica seguir una serie de mandamientos éticos que guían nuestras acciones y decisiones clínicas. Este libro, "100 Mandamientos para el éxito en Fisioterapia", explora los principios fundamentales que definen a un fisioterapeuta excepcional y proporciona una guía práctica para aquellos que desean alcanzar el éxito en esta profesión noble y gratificante.

A lo largo de estas páginas, nos sumergiremos en las virtudes esenciales que definen nuestra práctica: la empatía, el respeto, la honestidad y la confidencialidad. Exploraremos frases sobre cómo cultivar una relación terapéutica sólida con los pacientes, fomentando un ambiente de confianza y seguridad en el que puedan sanar y progresar hacia su bienestar óptimo.

Este libro no solo se enfoca en las habilidades técnicas y conocimientos especializados requeridos en nuestra profesión, sino también en el valor intrínseco de ser un fisioterapeuta ético y comprometido con el cuidado de los demás. A través de frases reflexivas profundas, "100 Mandamientos para el éxito en Fisioterapia" se convierte en una brújula que nos guía hacia un ejercicio clínico significativo y gratificante, donde nuestra ética se convierte en el cimiento sólido sobre el que se construye nuestro éxito.

¡Adéntrate en este viaje con nosotros mientras exploramos cómo cumplir estos mandamientos éticos y nos convertimos en fisioterapeutas excepcionales de éxito!

## ¿Por qué 100 mandamientos para el éxito en fisioterapia?

Quise convertir nuestras prioridades profesionales en un libro único diseñado para aquellos apasionados por esta noble profesión. Por ello, permíteme compartirte mi motivación de crear esta obra, fundamentada en ideas centrales como la ética profesional y la superación personal en fisioterapia.

La ética profesional es uno de los pilares fundamentales en el campo de la fisioterapia y como autor de este libro, he dedicado algunos años a estudiar y comprender los principios que rigen nuestra práctica, de los cuales somos acompañados desde nuestros tiempos como estudiantes de pregrado obteniendo el ejemplo de nuestros facilitadores académicos. Por lo tanto, te guiaré a través de mandamientos que te ayudarán a mantener la integridad y la honestidad en tu trabajo, cultivando así un desempeño y crecimiento profesional óptimo.

Asimismo, mi experiencia siendo mediador en una comunidad de fisioterapeutas que crece cada día más en toda Latinoamérica ha sido una fuente inagotable de aprendizaje. He tenido la oportunidad de escuchar y aprender de diversos puntos de vista, lo que me ha permitido comprender los desafíos y las oportunidades únicas que enfrenta cada fisioterapeuta.

# Apego a la ética y pensamiento crítico para un futuro de excelencia en fisioterapia

En el apasionante mundo de la fisioterapia, es vital reconocer y abordar la realidad de nuestra profesión. Como fisioterapeutas, tenemos la responsabilidad de mantener altos estándares éticos y fomentar el pensamiento crítico en nuestra práctica diaria. Las frases de este libro te invitan en parte, a reflexionar sobre la importancia de dejar de lado el ego y centrarnos en lo verdaderamente significativo: la salud y el bienestar de nuestros pacientes descubriendo cómo el apego a nuestros valores y el pensamiento crítico pueden llevarnos hacia un futuro de excelencia como profesionales de la salud.

### La realidad del gremio de fisioterapeutas

Enfrentamos una realidad en el gremio de fisioterapeutas que debemos abordar con valentía y honestidad. A menudo, nos encontramos con el desvío de la ética y el enfoque en los logros y resultados individuales en lugar de poner a nuestros pacientes en el centro de nuestras acciones. Por lo tanto, es imperativo tomar conciencia de esta realidad y trabajar juntos para mejorar como profesión de la salud.

### Apego a la ética: el núcleo de nuestra profesión

Cada frase de este libro busca recordarnos la importancia del apego a la ética en todos los aspectos de nuestra práctica., la cuál es el cimiento de nuestra profesión. Al volver a conectar con nuestros valores y actuar de acuerdo con ellos, construiremos un futuro en el que la integridad y el respeto a nuestros pacientes sean nuestra máxima prioridad.

### Fomento del pensamiento crítico en la fisioterapia

El pensamiento crítico es una herramienta invaluable en nuestro trabajo como fisioterapeutas. Nos permite tomar decisiones informadas y basadas en la evidencia, en lugar de dejarnos llevar por prejuicios o resultados superficiales. Este libro nos anima a ejercitar nuestro pensamiento crítico en cada paso de nuestra práctica clínica, cuestionando nuestros enfoques, investigando nuevas terapias brindando a nuestros pacientes el mejor cuidado posible.

### Anulando el ego en beneficio de nuestros pacientes

El ego y la búsqueda de reconocimiento personal pueden desviarnos de nuestro verdadero propósito: ayudar y sanar a nuestros pacientes. Este libro destaca la importancia de anular el ego y centrarnos en el servicio a los demás. Al olvidarnos de los logros individuales y enfocarnos en el bienestar de quienes nos necesitan, construiremos un futuro en el que la excelencia y la empatía sean bases de nuestra profesión.

# 100 MANDAMIENTOS PARA EL ÉXITO EN FISIOTERAPIA

## 01

**Escucha atentamente a tus pacientes para entender sus necesidades y preocupaciones.**

Como profesional de fisioterapia, es crucial que escuches a tus pacientes con atención y empatía para comprender sus necesidades y preocupaciones. La comunicación efectiva es esencial para establecer una relación positiva con tus pacientes, lo que les permitirá confiar en ti y trabajar juntos para lograr sus objetivos de rehabilitación. Al escuchar activamente a tus pacientes, puedes obtener información valiosa sobre sus síntomas, historial médico y estilo de vida, lo que te permitirá crear un plan de tratamiento personalizado y enfocado en sus necesidades individuales. Recuerda que cada paciente es único y merece una atención personalizada y centrada en su bienestar.

# 02

Ayuda a los pacientes mediante la educación sobre la importancia del autocuidado y la prevención de lesiones.

100 MANDAMIENTOS PARA EL ÉXITO EN FISIOTERAPIA

## 100 MANDAMIENTOS PARA EL ÉXITO EN FISIOTERAPIA

# 03

> Cuando comiences a comprender que el dolor no se "Trata" sino que se GESTIONA, serás un Fisioterapeuta mucho más exitoso de lo que ya eres.

Es importante que entiendas que el dolor no se trata simplemente con terapia manual o ejercicios, sino que se gestiona a través de un enfoque de tratamiento integral. La gestión del dolor implica un entendimiento profundo de sus causas subyacentes, así como la identificación de factores que puedan estar contribuyendo. Al abordar estos factores y trabajar en conjunto con los pacientes para desarrollar un plan de tratamiento personalizado, podrás ayudarlos a gestionar sus dolores de manera efectiva y mejorar su calidad de vida. Adoptar un enfoque de gestión del dolor te permitirá ser un fisioterapeuta más completo y exitoso en tu profesión.

By Fisioterapia.Deportiva

# 04

Organiza sesiones grupales de ejercicio terapéutico para promover la motivación, el apoyo mutuo y la creación de redes de apoyo entre tus pacientes.

100 MANDAMIENTOS PARA EL ÉXITO EN FISIOTERAPIA

Luis Meza García

# 100 MANDAMIENTOS PARA EL ÉXITO EN FISIOTERAPIA

## 05

> Realmente el 80% de las cosas que sabemos los fisioterapeutas las aprendimos fuera del PRE-GRADO de Fisioterapia.

A pesar de que el pre-grado de fisioterapia establece las bases para nuestra profesión, el 80% de los conocimientos que aplicamos en nuestra práctica diaria provienen de la experiencia y la formación continua después de la graduación. Esta formación adicional puede provenir de diversos lugares, como cursos de especialización, conferencias y congresos, mentorías, trabajos y prácticas en el campo de la fisioterapia.

# 06

Involucra a los pacientes en la toma de decisiones: Empodera a tus pacientes, involucrándolos activamente en la planificación de su tratamiento y considerando sus preferencias y metas personales..

# 100 MANDAMIENTOS PARA EL ÉXITO EN FISIOTERAPIA

## 07

## El ejercicio terapéutico no es el 3x10 todos los días con la misma mancuerna de 3 lbs.

El ejercicio terapéutico no se trata simplemente de hacer repeticiones y series de ejercicios con una mancuerna o peso único. Cada paciente es único y requiere un plan de tratamiento individualizado y enfocado en sus necesidades. El ejercicio terapéutico debe estructurarse para abordar los desafíos específicos y objetivos de cada paciente y debe adaptarse constantemente a medida que avanza el proceso de rehabilitación. Esto puede implicar ajustar la cantidad de peso o la intensidad del ejercicio, cambiar la posición del cuerpo o la técnica del movimiento.

# 08

Mantén los más altos estándares éticos al interactuar con los pacientes, tratando su información confidencial con respeto y actuando siempre en su mejor interés.

100 MANDAMIENTOS PARA EL
ÉXITO EN FISIOTERAPIA

# 100 MANDAMIENTOS PARA EL ÉXITO EN FISIOTERAPIA

## 09

> Está bien no sentirse capacitado para atender cualquier caso en fisioterapia. Esto no lo hará menos profesional ni mucho menos querrá decir que tiene menos o más conocimiento.

Como profesional de fisioterapia, no siempre es posible tener la experiencia o habilidades necesarias para atender todos los casos que se presentan. Es importante tener en cuenta que esto no te hace menos profesional ni significa que tengas menos conocimiento en tu campo. En lugar de sentirte inseguro o avergonzado por no poder manejar un caso en particular, es importante reconocer tus limitaciones y buscar apoyo o referir el caso a otro profesional calificado que pueda ofrecer el tratamiento adecuado. Esto demuestra una actitud responsable y ética profesional que es altamente valorada por los pacientes y colegas.

# 10

Ofrece asesoramiento de estilo de vida: Proporciona recomendaciones sobre hábitos saludables, ergonomía y prevención de lesiones para ayudar a tus pacientes a mantener un estilo de vida equilibrado.

100 MANDAMIENTOS PARA EL ÉXITO EN FISIOTERAPIA

## 100 MANDAMIENTOS PARA EL ÉXITO EN FISIOTERAPIA

# 11

**Derivar un caso a algún colega es un acto de sinceridad y ética cuando por "x" razón no se pueda cumplir con el acoplamiento terapéutico.**

Aunque pueda resultar difícil aceptar que no podemos cumplir con el acoplamiento terapéutico por cualquier motivo, es importante dejar el orgullo de lado y priorizar la salud y bienestar del paciente. Derivar al paciente a alguien más calificado para tratar su caso muestra nuestra humildad y nuestro compromiso con la atención fisioterapeutica de calidad.

# 12

Sé respetuoso: Respeta los valores culturales, creencias y autonomía de tus pacientes en todo momento, brindando un entorno inclusivo y seguro.

100 MANDAMIENTOS PARA EL ÉXITO EN FISIOTERAPIA

# 100 MANDAMIENTOS PARA EL ÉXITO EN FISIOTERAPIA

## 13

**Sé un modelo a seguir para tus pacientes, practicando un estilo de vida saludable.**

Un profesional de fisioterapia debe ser un modelo a seguir para sus pacientes, mostrando la importancia de un estilo de vida saludable a través de su propio ejemplo. La práctica de hábitos saludables es fundamental para la recuperación física de los pacientes, por lo que los fisioterapeutas deben enfatizar la importancia de estos hábitos en su terapia y enseñar a sus pacientes cómo incorporarlos en su vida diaria.

# 14

Fomenta la participación activa: Motiva a tus estudiantes a participar activamente en las discusiones, actividades clínicas prácticas y proyectos para mejorar su comprensión y aplicabilidad de los conceptos.

100 MANDAMIENTOS PARA EL ÉXITO EN FISIOTERAPIA

## 100 MANDAMIENTOS PARA EL ÉXITO EN FISIOTERAPIA

# 15

## No tienes que ser necesariamente el Fisio más fitness del mundo. Pero practica lo que predicas, salud física.

En lugar de enfocarte en la imagen de un fisioterapeuta "fitness", enfócate en la integridad y la autenticidad. Practicar lo que predicas es fundamental para fortalecer tu credibilidad y ayudar a motivar a tus pacientes a adoptar un estilo de vida saludable.

# 16

Sé claro en las instrucciones: Explica claramente y de manera comprensible los ejercicios prescritos, proporcionando instrucciones detalladas sobre la técnica, la frecuencia y la duración.

100 MANDAMIENTOS PARA EL ÉXITO EN FISIOTERAPIA

100 MANDAMIENTOS PARA EL
ÉXITO EN FISIOTERAPIA

# 17

## Sé compasivo y empático con tus pacientes en todo momento.

Al demostrar compasión y empatía hacia tus pacientes, podrás establecer una relación de confianza y ayudar a reducir su ansiedad y estrés. Además, desde una perspectiva física, es fundamental que los pacientes se sientan cómodos y seguros durante sus tratamientos. Al ser compasivo y empático, podrás ayudar a tus pacientes a relajarse y a confiar en ti, lo que permitirá una recuperación más efectiva.

# 18

Fomenta la adherencia: Motiva a tus pacientes a seguir el programa de ejercicio, brindándoles apoyo continuo, estableciendo metas realistas y reconociendo sus logros.

100 MANDAMIENTOS PARA EL ÉXITO EN FISIOTERAPIA

## 100 MANDAMIENTOS PARA EL ÉXITO EN FISIOTERAPIA

## 19

**Sigue aprendiendo y mantén tus conocimientos actualizados para brindar el mejor tratamiento posible.**

Invertir tiempo y recursos en la mejora continua de tus habilidades y conocimientos como fisioterapeuta puede parecer un gran desafío, pero los beneficios que esto aportará a tu carrera y a tus pacientes valen la pena. Recuerda que como profesional de la fisioterapia, eres un importante apoyo en el camino hacia la recuperación y mejora de la calidad de vida de tus pacientes. Así que sigue aprendiendo y mantén tus conocimientos actualizados para brindar siempre el mejor tratamiento posible.

# 20

Asegúrate de que el paciente comprenda el proceso de curación.

100 MANDAMIENTOS PARA EL ÉXITO EN FISIOTERAPIA

100 MANDAMIENTOS PARA EL
ÉXITO EN FISIOTERAPIA

# 21

## Sé puntual y respeta el tiempo de tus pacientes.

Al demostrar puntualidad, demuestras no solo un alto grado de profesionalismo, sino también respeto por el tiempo y las necesidades de tus pacientes. Esto puede ayudar a establecer una relación sólida de confianza entre tú y tus pacientes, lo que se traduce en una mayor satisfacción del paciente y un mayor éxito en el tratamiento. Además, ser puntual también demuestra un compromiso con la eficiencia y la gestión del tiempo, lo que significa que puedes brindar un servicio más efectivo y sin interrupciones. Esto asegura que todos los aspectos del tratamiento se lleven a cabo con la atención y el tiempo necesarios.

# 22

Sé proactivo en cuanto a la identificación de posibles obstáculos para el tratamiento y trabaja en conjunto con el paciente para superarlos.

100 MANDAMIENTOS PARA EL ÉXITO EN FISIOTERAPIA

## 100 MANDAMIENTOS PARA EL ÉXITO EN FISIOTERAPIA

# 23

## Fomenta un ambiente de confianza y comunicación abierta con tus pacientes.

La comunicación abierta y honesta es clave para construir una relación sólida con tus pacientes. Al crear un ambiente relajado y acogedor en tu clínica, es más probable que tus pacientes se sientan cómodos contándote acerca de su dolor o lesión. Esto es fundamental en la detección de problemas subyacentes que pueden afectar el éxito del tratamiento.

# 24

Siempre bríndale a tu paciente seguridad durante el tratamiento.

100 MANDAMIENTOS PARA EL
ÉXITO EN FISIOTERAPIA

## 100 MANDAMIENTOS PARA EL ÉXITO EN FISIOTERAPIA

# 25

**Trata a cada paciente de manera individual y personalizada, teniendo en cuenta sus necesidades únicas.**

Al enfocarte en las necesidades específicas de cada paciente, puedes proporcionar un tratamiento más eficaz y adaptado a sus condiciones y objetivos únicos. Esto no solo mejora la efectividad del tratamiento en sí, sino que también aumenta la satisfacción del paciente.

# 26

Cultiva pasión por la enseñanza: Muestra entusiasmo por transmitir conocimientos y habilidades a tus estudiantes, inspirándolos a aprender y crecer en el campo de la fisioterapia.

100 MANDAMIENTOS PARA EL ÉXITO EN FISIOTERAPIA

100 MANDAMIENTOS PARA EL
ÉXITO EN FISIOTERAPIA

## 27

### Sé amable y respetuoso con tus pacientes, independientemente de su estado emocional.

Al enfocarte en las necesidades específicas de cada paciente, puedes proporcionar un tratamiento más eficaz y adaptado a sus condiciones y objetivos únicos. Esto no solo mejora la efectividad del tratamiento en sí, sino que también aumenta la satisfacción del paciente.

100 MANDAMIENTOS PARA EL
ÉXITO EN FISIOTERAPIA

# 28

Relaciona los conceptos teóricos con situaciones y casos de la vida real, ayudando a los estudiantes a comprender la aplicabilidad práctica de los conocimientos adquiridos.

100 MANDAMIENTOS PARA EL
ÉXITO EN FISIOTERAPIA

# 29

## Fomenta la motivación y la dedicación de tus pacientes hacia su tratamiento.

Al alentar a tus pacientes a participar activamente en su rehabilitación y adoptar un enfoque proactivo hacia su tratamiento, puedes empoderarlos y ayudarles a sentirse más comprometidos con su recuperación.

# 30

Respeta los límites y la comodidad del paciente durante el tratamiento.

100 MANDAMIENTOS PARA EL ÉXITO EN FISIOTERAPIA

100 MANDAMIENTOS PARA EL
ÉXITO EN FISIOTERAPIA

# 31

**Sé proactivo al identificar y abordar posibles disfunciones antes de que se conviertan en problemas mayores.**

Algunas formas de ser proactivo incluyen realizar evaluaciones regulares para detectar cualquier problema en una etapa temprana, educar a tus pacientes sobre los síntomas de las afecciones comunes y ofrecer programas de tratamiento preventivo.

# 32

Escucha al paciente en sus necesidades y preocupaciones.

100 MANDAMIENTOS PARA EL ÉXITO EN FISIOTERAPIA

## 100 MANDAMIENTOS PARA EL ÉXITO EN FISIOTERAPIA

# 33

**Sé claro y conciso al comunicar objetivos realistas de la terapia física y las expectativas de los resultados.**

Comunica tus objetivos de forma clara y sin rodeos, y asegúrate de que sean realistas y alcanzables para tus pacientes. De esta manera, podrás establecer expectativas realistas sobre los resultados de la terapia física, lo que ayudará a mantener la motivación y el compromiso de tus pacientes a lo largo del proceso de recuperación.

# 34

Asegúrate de que los pacientes se sientan valorados y escuchados durante cada sesión de tratamiento.

100 MANDAMIENTOS PARA EL
ÉXITO EN FISIOTERAPIA

## 100 MANDAMIENTOS PARA EL ÉXITO EN FISIOTERAPIA

# 35

## Fomenta un ambiente de colaboración y trabajo en equipo con otros fisioterapeutas y profesionales de la salud.

Este enfoque colaborativo puede llevar a mejores resultados y una mayor eficacia en el tratamiento y rehabilitación de los pacientes. Para lograr esto, es importante establecer relaciones efectivas con otros fisioterapeutas y profesionales de la salud, comunicarse de manera clara y efectiva y estar abiertos a nuevas ideas y perspectivas.

# 36

Fomenta la autonomía del paciente: Educa y capacita a tus pacientes para que sean responsables de su propia salud y bienestar, dándoles herramientas para mantenerse activos a largo plazo.

100 MANDAMIENTOS PARA EL ÉXITO EN FISIOTERAPIA

100 MANDAMIENTOS PARA EL
ÉXITO EN FISIOTERAPIA

# 37

## Sé consciente de tus límites como profesional y trabaja en equipo con otros profesionales según sea necesario.

No te preocupes por los límites que puedas tener como profesional. En lugar de eso, identifica dónde necesitas ayuda y confía en tus colegas para brindar la atención integral que tus pacientes necesitan. Al trabajar juntos, puedes proporcionar a tus pacientes el mejor equipo posible de especialistas, mejorando así los resultados y asegurándote de que siempre reciban el mejor cuidado.

# 38

No discrimines al gremio, ni a otros profesionales de la salud si la manera de tratar a sus pacientes es correcta pero diferente a la de usted.

100 MANDAMIENTOS PARA EL
ÉXITO EN FISIOTERAPIA

100 MANDAMIENTOS PARA EL
ÉXITO EN FISIOTERAPIA

# 39

**Realiza evaluaciones exhaustivas y detalladas para obtener una comprensión completa de las necesidades y problemas de cada paciente.**

No te conformes con evaluaciones superficiales. Solo a través de una evaluación detallada y completa podrás identificar y abordar los problemas de tus pacientes de manera efectiva. Además, una evaluación exhaustiva también puede ayudarte a determinar la mejor manera de adaptar tu tratamiento a las necesidades individuales de cada paciente, lo que puede mejorar significativamente los resultados del tratamiento. Por lo tanto, dedica todo el tiempo y atención necesarios para comprender la situación de cada paciente y ofrecerles así una atención integral y de calidad.

# 40

Participa en actividades de desarrollo profesional y busca oportunidades de capacitación para mejorar constantemente tus habilidades y conocimientos en fisioterapia y prescripción de ejercicio.

100 MANDAMIENTOS PARA EL ÉXITO EN FISIOTERAPIA

100 MANDAMIENTOS PARA EL
ÉXITO EN FISIOTERAPIA

# 41

Toma en cuenta la edad, el género, la cultura y el entorno del paciente para personalizar el tratamiento.

Al tomar en cuenta estos factores, podemos adaptar nuestra aproximación terapéutica para responder de manera integral a las necesidades de cada individuo. Reconocer y respetar las diferencias culturales, entender cómo influye el género en la salud y adaptar el entorno de tratamiento conforme a la edad del paciente nos permitirá brindar una atención más efectiva y sensible.

# 42

Escucha las preocupaciones del paciente: Dales la oportunidad de expresar sus inquietudes y preguntas, brindándoles un espacio seguro para compartir y ofreciendo respuestas claras y honestas.

100 MANDAMIENTOS PARA EL ÉXITO EN FISIOTERAPIA

100 MANDAMIENTOS PARA EL
ÉXITO EN FISIOTERAPIA

# 43

## Establece objetivos claros y medibles con los pacientes y evalúa su progreso regularmente.

La clave del éxito en el tratamiento de tus pacientes es establecer objetivos claros y medibles y evaluar su progreso regularmente. Asegúrate de involucrar a tus pacientes en el proceso y trabajar juntos como un equipo para establecer objetivos que sean realistas y alcanzables. Al mismo tiempo, establece medidas claras para evaluar el progreso del paciente y asegurarte de que estén avanzando hacia sus objetivos de forma constante.

# 44

Proporciona apoyo emocional y motivación a tus pacientes a lo largo de su proceso de tratamiento y recuperación.

100 MANDAMIENTOS PARA EL
ÉXITO EN FISIOTERAPIA

## 100 MANDAMIENTOS PARA EL ÉXITO EN FISIOTERAPIA

## 45

**Realiza seguimiento y comunicación con otros profesionales de la salud involucrados en el tratamiento de cada paciente.**

Asegúrate de involucrarte en un diálogo continuo con otros profesionales de la salud para poder identificar y abordar de manera efectiva cualquier problema o cambio en la condición del paciente. ¡Integrar la comunicación y el seguimiento como parte integral del tratamiento de cada paciente puede marcar la diferencia en su recuperación y su calidad de vida!

# 46

Forma alianzas estratégicas con gimnasios y centros deportivos para ofrecer servicios de fisioterapia especializados en rehabilitación y rendimiento deportivo.

100 MANDAMIENTOS PARA EL ÉXITO EN FISIOTERAPIA

100 MANDAMIENTOS PARA EL
ÉXITO EN FISIOTERAPIA

# 47

## Usa tecnología y herramientas avanzadas para mejorar la eficacia de la terapia, como dispositivos de biofeedback y análisis de movimiento.

Estas herramientas no solo te permiten medir de manera precisa el progreso y los resultados del tratamiento, sino que también aumentan la motivación y el compromiso del paciente.

# 48

Maneja las quejas y problemas con profesionalismo: Enfrenta cualquier problema o queja de los pacientes con respeto y profesionalismo, buscando soluciones y mostrando empatía en todo momento.

100 MANDAMIENTOS PARA EL ÉXITO EN FISIOTERAPIA

100 MANDAMIENTOS PARA EL
ÉXITO EN FISIOTERAPIA

# 49

**Extiende tus conocimientos en nuevas técnicas y terapias emergentes con bases científicas considerables para aplicarlos en el tratamiento de tus pacientes.**

Es importante que estés siempre actualizado. Amplía tus conocimientos y habilidades en estas áreas para poder brindar a tus pacientes un tratamiento de alta calidad y eficacia.

# 50

Supervisa de cerca las respuestas y adaptaciones del paciente: Observa y registra los cambios y adaptaciones del paciente al ejercicio.

100 MANDAMIENTOS PARA EL ÉXITO EN FISIOTERAPIA

100 MANDAMIENTOS PARA EL
ÉXITO EN FISIOTERAPIA

# 51

## Mantén un registro detallado de las sesiones de terapia con todo lo que prescribes.

Al tener un registro completo, podrás realizar un seguimiento del progreso del paciente, identificar las áreas que necesitan mejorar y ajustar el tratamiento según sea necesario. Además, permite que otros profesionales de la salud involucrados en el tratamiento del paciente tengan acceso a la información relevante y puedan proporcionar una atención coordinada y efectiva.

# 52

Aprende que nosotros los fisioterapeutas no "curamos" a nadie. Los acompañamos en su proceso de recuperación y les brindamos herramientas para lograr objetivos medibles.

100 MANDAMIENTOS PARA EL ÉXITO EN FISIOTERAPIA

100 MANDAMIENTOS PARA EL
ÉXITO EN FISIOTERAPIA

# 53

**Comunica de manera efectiva y segura con tus pacientes, prestando atención a la privacidad y confidencialidad de su información.**

La confianza y relación de tu paciente contigo dependerá en gran medida en su percepción de estar en un ambiente seguro para expresar y contar sus aspectos más personales y confidenciales.

# 54

Adapta el lenguaje a las necesidades del paciente: Comunica la información de manera clara y comprensible, evitando utilizar términos técnicos excesivamente complicados y asegurándote de que el paciente entienda el diagnóstico y el plan de tratamiento.

100 MANDAMIENTOS PARA EL ÉXITO EN FISIOTERAPIA

100 MANDAMIENTOS PARA EL
ÉXITO EN FISIOTERAPIA

# 55

Ofrece educación y orientación a pacientes para promover una vida saludable y prevenir futuras lesiones.

Asegúrate de compartir con ellos hábitos saludables y herramientas para mejorar su calidad de vida. Al ofrecer educación y orientación, no solo les ayudarás a prevenir lesiones, sino que también les darás el poder para tomar decisiones informadas sobre su salud.

# 56

Considera buscar especialización en áreas específicas de la fisioterapia que te apasionen, lo que te permitirá brindar un nivel más profundo de conocimiento y experiencia a tus pacientes.

100 MANDAMIENTOS PARA EL
ÉXITO EN FISIOTERAPIA

# 57

## Fomenta relaciones profesionales duraderas y significativas con tus pacientes y colegas de trabajo.

Mantener una relación cercana y de confianza con tus pacientes hará que se sientan más cómodos y comprometidos en su tratamiento, lo que puede mejorar su recuperación y bienestar. Además, la creación y mantenimiento de relaciones profesionales duraderas con colegas de trabajo, permite intercambiar conocimientos, habilidades y experiencias. Todo esto puede mejorar tu habilidad para ofrecer un tratamiento de alta calidad y te hace un profesional más completo e integral.

# 58

Adhiérete a los estándares de seguridad y cuidado en la práctica clínica, asegurando que las instalaciones y los equipos cumplen con las normas de seguridad y que se siguen los protocolos adecuados para minimizar los riesgos para los pacientes.

100 MANDAMIENTOS PARA EL ÉXITO EN FISIOTERAPIA

## 100 MANDAMIENTOS PARA EL ÉXITO EN FISIOTERAPIA

## 59

> Mantén una actitud positiva y proactiva para inspirar a tus pacientes y mejorar su experiencia de tratamiento.

Una actitud positiva contagia y motiva a tus pacientes a involucrarse en su recuperación y a mantener la disciplina durante todo el proceso. Además, en un ambiente positivo, tus pacientes se sentirán seguros, cómodos y tendrán una mayor disposición para compartir sus experiencias personales y motivaciones, contigo como profesional.

# 60

Involucra a tus pacientes en la toma de decisiones sobre su tratamiento, brindándoles opciones y apoyándolos en la toma informada de decisiones que afecten su propia salud..

100 MANDAMIENTOS PARA EL ÉXITO EN FISIOTERAPIA

100 MANDAMIENTOS PARA EL
ÉXITO EN FISIOTERAPIA

# 61

Investiga continuamente en las últimas tendencias, estudios y avances científicos en el campo de la fisioterapia.

Investigar continuamente te permitirá mantener tus habilidades actualizadas y asegurarte de que estás brindando los mejores cuidados basados en la evidencia disponible. No te quedes atrás en tu campo y manténte comprometido con la investigación para ofrecer el mejor cuidado de la salud posible.

# 62

Fomenta la independencia y el razonamiento crítico en tus estudiantes: Anime a tus alumnos a buscar información, realizar investigaciones y tomar decisiones informadas en su práctica clínica.

100 MANDAMIENTOS PARA EL ÉXITO EN FISIOTERAPIA

# 100 MANDAMIENTOS PARA EL ÉXITO EN FISIOTERAPIA

# 63

**Mejora tu habilidad para hacer preguntas relevantes y abiertas para extraer información importante de tus pacientes y así comprender mejor sus necesidades.**

Hacer preguntas de manera efectiva te permitirá identificar los factores que pueden estar contribuyendo a los problemas de salud de los pacientes, lo que mejora la precisión del diagnóstico y el plan de tratamiento.

# 64

Explica de manera comprensible los ejercicios prescritos, incluyendo la técnica correcta, la frecuencia, la duración y posibles modificaciones según la progresión del paciente.

100 MANDAMIENTOS PARA EL ÉXITO EN FISIOTERAPIA

100 MANDAMIENTOS PARA EL
ÉXITO EN FISIOTERAPIA

# 65

> Sé un modelo a seguir para otros profesionales en tu campo, compartiendo tus conocimientos y experiencias para elevar la calidad de atención en la fisioterapia.

Compartiendo tus ideas y aprendizajes personales, puedes inspirar y guiar a otros profesionales en su desarrollo y crecimiento en el campo de la fisioterapia.

# 66

Establece políticas claras y transparentes en cuanto a las tarifas y los pagos, evitando prácticas injustas o excesivas en la facturación de tus servicios clínicos.

100 MANDAMIENTOS PARA EL ÉXITO EN FISIOTERAPIA

100 MANDAMIENTOS PARA EL
ÉXITO EN FISIOTERAPIA

## 67

**Proporciona seguimiento a los pacientes después de la finalización del tratamiento.**

Brindar seguimiento a los pacientes después de la finalización del tratamiento permite evaluar su progreso y detectar cualquier posible recaída. Proporcionar seguimiento también favorece el bienestar mental y emocional del paciente, y les brinda comodidad y tranquilidad al saber que están siendo monitoreados y cuidados.

# 68

Ofrece una gama diversa de ejercicios terapéuticos para evitar el aburrimiento y mantener la motivación del paciente, adaptando los ejercicios según sus preferencias y metas individuales.

100 MANDAMIENTOS PARA EL ÉXITO EN FISIOTERAPIA

100 MANDAMIENTOS PARA EL
ÉXITO EN FISIOTERAPIA

# 69

## Trata a todos los pacientes con el mismo grado de cuidado, independientemente de su estado socioeconómico.

Todos los pacientes merecen ser tratados con dignidad y respeto, independientemente de su origen o estatus socioeconómico. La equidad en la atención es fundamental para garantizar la justicia social y mejorar la calidad de vida de la población en general. Es importante que los fisioterapeutas trabajen para superar las barreras socioeconómicas y se comprometan a proporcionar atención de alta calidad a todos los pacientes.

# 70

Involucra al paciente en la planificación del programa de ejercicios: Fomenta la participación activa del paciente en la definición de sus metas y en el diseño del programa de ejercicios terapéuticos, promoviendo su compromiso y motivación.

100 MANDAMIENTOS PARA EL ÉXITO EN FISIOTERAPIA

## 100 MANDAMIENTOS PARA EL ÉXITO EN FISIOTERAPIA

# 71

**Proporciona un espacio seguro y acogedor donde los pacientes se sientan cómodos y respaldados.**

El ambiente en el que un paciente recibe tratamiento puede influir en su actitud y disposición hacia el tratamiento. Por lo tanto, es importante crear un ambiente que promueva el bienestar y la comodidad..

# 72

Educa al paciente sobre los beneficios del ejercicio terapéutico: Explica de manera clara y convincente los beneficios que el programa de ejercicios puede tener en la rehabilitación, la prevención de lesiones y la mejora de la calidad de vida del paciente.

100 MANDAMIENTOS PARA EL ÉXITO EN FISIOTERAPIA

100 MANDAMIENTOS PARA EL
ÉXITO EN FISIOTERAPIA

# 73

**Crea redes con colegas fisioterapeutas para discutir casos y compartir conocimientos, técnicas y soluciones.**

Al colaborar con otros profesionales en el campo, los fisioterapeutas pueden ofrecer diferentes perspectivas y soluciones a casos específicos, lo que puede llevar a mejores resultados para el paciente. Además, compartir conocimientos y técnicas puede ayudar a mantener a los fisioterapeutas actualizados en las últimas prácticas.

# 74

Aprende a abordar desafíos clínicos y a desarrollar soluciones eficaces y seguras para tus pacientes.

100 MANDAMIENTOS PARA EL ÉXITO EN FISIOTERAPIA

# 100 MANDAMIENTOS PARA EL ÉXITO EN FISIOTERAPIA

# 75

## Se flexible y ten disposición para trabajar en horarios impredecibles, incluyendo fines de semana y feriados.

La flexibilidad también se extiende a la necesidad de adaptarse a diferentes situaciones y pacientes con características individuales. El tratamiento del dolor y lesiones musculoesqueléticas es una disciplina que requiere adaptación constante para encontrar el mejor tratamiento para cada paciente. La disposición para trabajar en horarios impredecibles y ser flexible permite que los fisioterapeutas puedan abordar las necesidades del paciente de manera eficiente y efectiva, mejorando así la calidad de su atención y el resultado del tratamiento.

# 76

Relaciona los ejercicios con las actividades diarias y las situaciones específicas del paciente, para que puedan integrarlos de manera práctica y constante en su rutina diaria.

100 MANDAMIENTOS PARA EL ÉXITO EN FISIOTERAPIA

100 MANDAMIENTOS PARA EL
ÉXITO EN FISIOTERAPIA

# 77

Ayuda a los pacientes a establecer metas realistas y alcanzables para su tratamiento y trabaja en conjunto para lograrlas.

Al establecer objetivos claros y alcanzables, el paciente puede mantenerse enfocado y motivado en su recuperación.

# 78

Cultiva una actitud de resiliencia: Prepárate para enfrentar desafíos y contratiempos en tu carrera, y desarrolla resiliencia para superar obstáculos y aprender de las experiencias difíciles.

100 MANDAMIENTOS PARA EL ÉXITO EN FISIOTERAPIA

100 MANDAMIENTOS PARA EL
ÉXITO EN FISIOTERAPIA

# 79

**Diseña planes de ejercicio adaptados a las necesidades específicas de cada paciente, considerando su nivel de condición física, habilidades y limitaciones.**

Al tener en cuenta las necesidades y limitaciones de cada paciente, es posible diseñar un plan de ejercicio personalizado que permita al paciente mejorar su condición física y alcanzar sus objetivos de rehabilitación de manera segura y efectiva. Además, al adaptar el plan de ejercicio a las habilidades y limitaciones del paciente, se reduce el riesgo de lesiones y se mejora la motivación a largo plazo del paciente.

# 80

Si eres estudiante, participa en programas de prácticas clínicas para ganar experiencia práctica y aplicar tus conocimientos en situaciones reales.

100 MANDAMIENTOS PARA EL ÉXITO EN FISIOTERAPIA

## 100 MANDAMIENTOS PARA EL ÉXITO EN FISIOTERAPIA

# 81

**Demuestra profesionalismo haciéndoles saber que no dependen de ti o de la fisioterapia para ser independientes y funcionales.**

Esto fomenta la autonomía del paciente y le da el poder de tomar control de su propia recuperación y bienestar. Al demostrar que el papel del fisioterapeuta es el de ofrecer apoyo y guía en el camino a la recuperación, se puede mejorar la confianza del paciente en su capacidad de recuperación y en la efectividad del tratamiento.

# 82

Adquiere una comprensión profunda de los fundamentos de la fisioterapia, incluyendo anatomía, fisiología y el ejercicio.

100 MANDAMIENTOS PARA EL ÉXITO EN FISIOTERAPIA

100 MANDAMIENTOS PARA EL
ÉXITO EN FISIOTERAPIA

# 83

## Trata siempre al paciente antes que a la lesión.

Al enfocarnos en el paciente como individuo, en su bienestar emocional y mental y no solo en su lesión o diagnóstico específico, podemos brindar un enfoque de tratamiento integral que aborda las necesidades del paciente en su totalidad, no solo en cuanto a su manejo de la lesión o enfermedad.

# 84

Nuestro valor profesional no se rige solo por la dedicación y preparación para brindar la mejor atención a nuestros pacientes, sino también por la empatía, el feedback sano y el apoyo a otros profesionales de la salud. Sobre todo a los mismos fisioterapeutas.

100 MANDAMIENTOS PARA EL
ÉXITO EN FISIOTERAPIA

85

Esté abierto a comentarios constructivos y utilícelos para mejorar su práctica profesional.

Al recibir comentarios constructivos, es posible identificar áreas de mejora en la práctica profesional y ajustar la manera de trabajar en consecuencia.

# 86

Sea partícipe de lo que apoya la ciencia y de cuáles son las prácticas indebidas en fisioterapia.

100 MANDAMIENTOS PARA EL ÉXITO EN FISIOTERAPIA

100 MANDAMIENTOS PARA EL
ÉXITO EN FISIOTERAPIA

# 87

**Puedes especializarte en un área, pero recuerda siempre que cada rama de la fisioterapia tiene relaciones más que estrechas con otra.**

Las estas áreas de la fisioterapia no están completamente separadas, ya que muchas veces las intervenciones de rehabilitación en estas áreas tienen un efecto positivo en otras. Por ejemplo, en una lesión deportiva se puede requerir la intervención de fisioterapia respiratoria y en la fisioterapia neurológica se puede utilizar ejercicios de entrenamiento deportivo para mejorar la coordinación y la capacidad de movimientos.

# 88

Programa y periodiza cada prescripción del proceso de rehabilitacion adaptado a tu paciente, para llevar un control y considerar las variables que puedan hacer a ese tratamiento más completo.

100 MANDAMIENTOS PARA EL ÉXITO EN FISIOTERAPIA

100 MANDAMIENTOS PARA EL
ÉXITO EN FISIOTERAPIA

# 89

Considera la fase de recuperación y la progresión gradual: Ajusta la intensidad, volumen y tipo de ejercicio en función de la etapa de recuperación del paciente, asegurándote de realizar una progresión gradual y segura.

Una progresión gradual permite que el paciente se adapte gradualmente al nivel de ejercicio y previene el agotamiento temprano en el tratamiento. Además, la progresión gradual también puede ayudar a mejorar la motivación del paciente y la adherencia al programa de tratamiento, al establecer metas alcanzables a corto y largo plazo.

# 90

Utiliza herramientas de evaluación objetiva: Emplea pruebas y evaluaciones funcionales para medir la capacidad y progreso del paciente, lo que te ayudará a dosificar el ejercicio adecuadamente.

100 MANDAMIENTOS PARA EL ÉXITO EN FISIOTERAPIA

## 100 MANDAMIENTOS PARA EL ÉXITO EN FISIOTERAPIA

# 91

**Utiliza protocolos de ejercicio basados en la evidencia:** Incorpora protocolos de ejercicio respaldados por estudios científicos en tu práctica clínica, asegurándote de seguir las pautas adecuadas para la dosificación del ejercicio.

Incorporar protocolos de ejercicio basados en la evidencia en el tratamiento del paciente brinda credibilidad y aumenta la confianza del paciente en el tratamiento. Finalmente, la utilización de estos protocolos también promueve la investigación en la fisioterapia, al demostrar la eficacia de las intervenciones y establecer nuevas vías de investigación en esta área.

# 92

Incorpora la música como estímulo: Utiliza música adecuada durante las sesiones de ejercicio para estimular y motivar al paciente, lo que puede mejorar el desempeño y la satisfacción.

100 MANDAMIENTOS PARA EL ÉXITO EN FISIOTERAPIA

100 MANDAMIENTOS PARA EL
ÉXITO EN FISIOTERAPIA

# 93

**Utiliza tecnología de realidad virtual:** Integra la realidad virtual en el programa de ejercicio para aumentar la inmersión y la motivación, creando entornos virtuales atractivos y adaptados a las necesidades del paciente.

Se puede mejorar la experiencia del ejercicio y la adherencia al mismo. La tecnología de realidad virtual también puede permitir al paciente experimentar situaciones y movimientos que son difíciles de lograr en el mundo real, lo que puede mejorar su progreso en el tratamiento. Además, la sensación de estar "dentro" del entorno virtual puede reducir los niveles de estrés y ansiedad del paciente, lo que puede hacer que el tratamiento sea menos intimidante y más cómodo.

# 94

Explora ejercicios en entornos naturales: Incorpora actividades al aire libre, como caminatas en la naturaleza o ejercicios acuáticos, para ofrecer una experiencia terapéutica única y motivadora.

100 MANDAMIENTOS PARA EL ÉXITO EN FISIOTERAPIA

100 MANDAMIENTOS PARA EL
ÉXITO EN FISIOTERAPIA

## 95

**Considera el aspecto psicosocial:** No solo te enfoques en el aspecto físico, sino también en el bienestar psicológico y emocional de tus pacientes, reconociendo el impacto que puede tener en su proceso de recuperación.

La salud mental y emocional de los pacientes puede tener un impacto significativo en su capacidad para recuperarse y mejorar su bienestar físico. Por lo tanto, tener en cuenta el bienestar psicosocial y el apoyo emocional en la práctica clínica puede mejorar la experiencia de tratamiento del paciente y aumentar la probabilidad de una recuperación exitosa y sostenible.

# 96

Ofrece opciones de ejercicio creativas: Introduce modalidades de ejercicio innovadoras, como pilates, yoga, etc. para brindar variedad y estimular el interés del paciente.

100 MANDAMIENTOS PARA EL ÉXITO EN FISIOTERAPIA

100 MANDAMIENTOS PARA EL
ÉXITO EN FISIOTERAPIA

# 97

Prioriza la ética profesional: Actúa con integridad y honestidad en todas tus interacciones, cumpliendo con los estándares éticos de la profesión.

# 98

Recuerda el propósito de tu labor: Siempre mantén en mente el impacto positivo que puedes tener en la vida de tus pacientes y el valor que aportas como fisioterapeuta, lo que te motivará a seguir brindando una atención excepcional.

100 MANDAMIENTOS PARA EL ÉXITO EN FISIOTERAPIA

100 MANDAMIENTOS PARA EL
ÉXITO EN FISIOTERAPIA

# 99

Sé un agente de cambio: Busca oportunidades para mejorar y avanzar en la profesión de la fisioterapia, ya sea a través de la investigación, la educación o la defensa de políticas de atención médica de calidad.

# 100

Sé un líder en tu campo: Muestra liderazgo siendo un modelo a seguir en la profesión, compartiendo tus conocimientos, promoviendo la educación continuada y abogando por la excelencia en la práctica de la fisioterapia.

100 MANDAMIENTOS PARA EL ÉXITO EN FISIOTERAPIA

# Agradecimientos

Queridos lectores y colegas fisioterapeutas,

En primer lugar, me gustaría expresar mi más profundo agradecimiento a cada uno de ustedes por haber adquirido y leído mi libro "100 Mandamientos para el Éxito en Fisioterapia". Ha sido un honor y un privilegio haber compartido con ustedes estas valiosas recomendaciones que, aunque solo son algunas, tienen el poder de transformar su camino hacia el éxito profesional.

Desde el fondo de mi corazón, quiero transmitirles mi sincero agradecimiento por confiar en este trabajo. Cada una de las páginas ha sido escrita con el deseo ferviente de brindarles las herramientas necesarias para destacarse en esta maravillosa profesión. A través de la investigación, la experiencia y la colaboración con expertos en el campo, he recopilado las mejores prácticas y consejos que he aprendido a lo largo de mi carrera.

En este libro, he enfatizado que estos mandamientos son simplemente recomendaciones, pautas que les ayudarán a convertirse en los profesionales exitosos que siempre han soñado ser. La fisioterapia es un campo en constante evolución, y cada individuo tiene su propio camino único hacia el éxito. Si bien estos mandamientos han sido probados y comprobados, su interpretación y aplicación depende de cada uno de ustedes.

Mi objetivo con este libro era proporcionarles una brújula que los guíe en su travesía hacia el éxito profesional en la fisioterapia. Les aseguro que cada palabra escrita ha sido seleccionada con cuidado y dedicación para brindarles la información más valiosa y actualizada. Mi mayor deseo es que cada uno de ustedes encuentre inspiración y motivación para desarrollar su máximo potencial y convertirse en líderes en el campo de la fisioterapia.

# Agradecimientos

Quiero que sepan que mi compromiso con su éxito no termina con la última página de este libro. Estoy aquí para apoyarlos en su viaje profesional, responder a sus preguntas y brindarles el aliento que necesiten en cada paso del camino. Su satisfacción y crecimiento continuo son mi mayor recompensa.

Una vez más, les agradezco por su valiosa inversión en mi libro y por permitirme ser parte de su trayectoria profesional. Espero sinceramente que este recurso les haya sido útil y que lo utilicen como una herramienta para alcanzar metas aún más grandes en su carrera. El éxito está justo delante de ustedes, y estoy seguro de que lo alcanzarán con determinación, perseverancia y una pasión incansable por la fisioterapia.

Con gratitud y admiración,

Lcdo. Luis Meza de @fisioterapia.deportiva

www.ingramcontent.com/pod-product-compliance
Lightning Source LLC
Chambersburg PA
CBHW071212240526
45470CB00018B/1816

# NIEZBĘDNY PODRĘCZNIK FOTOGRAFA
## 40 WSKAZÓWEK I ETYKIET DLA POCZĄTKUJĄCYCH